LES MIASMES DE PARIS

PAR

A. REINVILLIER

DOCTEUR EN MÉDECINE DE LA FACULTÉ DE PARIS
CHEVALIER DE LA LÉGION D'HONNEUR, OFFICIER D'ACADÉMIE, ANCIEN INTERNE DES HOPITAUX
LAURÉAT DE L'ACADÉMIE DE MÉDECINE, EX-PRÉSIDENT DE L'ATHÉNÉE DES ARTS, SCIENCES ET BELLES-LETTRES
ANCIEN MEMBRE DE LA SOCIÉTÉ DE MÉDECINE PRATIQUE
MEMBRE DES SOCIÉTÉS DE MÉDECINE ET DE CHIRURGIE, DES ACADÉMIES DES SCIENCES,
ARTS ET BELLES-LETTRES ET SOCIÉTÉS SAVANTES
DE CAEN, ROUEN, LE HAVRE, CHERBOURG, POLIGNY, DE SAVOIE, DE L'ISÈRE, BORDEAUX
MONTPELLIER, MARSEILLE, ETC.

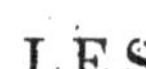

PARIS
SOCIÉTÉ D'IMPRIMERIE ET LIBRAIRIE ADMINISTRATIVES ET DES CHEMINS DE FER
41, RUE JEAN-JACQUES-ROUSSEAU

1881

DU MÊME AUTEUR :

OUVRAGES SUR L'HYGIÈNE

LE MÉDECIN DE LA MAISON, journal d'hygiène, de médecine et de pharmacie usuelles. 4 volumes in-4° (*épuisés*).

L'HYGIÈNE PRATIQUE DES FEMMES, 1 volume in-8° (*épuisé.*)

COURS ÉLÉMENTAIRE D'HYGIÈNE en 25 leçons.

EMPOISONNEMENT DES EAUX POTABLES PAR LE PLOMB.

Sous presse :

CURABILITÉ DE LA PHTHISIE PULMONAIRE par la médication phosphorée (5° *édition*).

LES

MIASMES DE PARIS

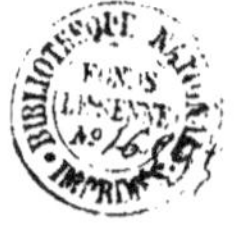

La guerre que je viens faire aux *miasmes* et aux autres causes d'insalubrité n'est pas une guerre nouvelle pour moi ; je l'ai faite avec persévérance dans les revues scientifiques et dans des ouvrages spéciaux : je la poursuis ici avec la même ardeur, et je compte bien ne pas m'arrêter là.

M'occupant d'un tout autre ordre de faits que celui qui a excité la verve puissante de l'auteur des *Odeurs de Paris*, Louis Veuillot, j'ai la bonne fortune de combattre un ennemi qui ne possède pas d'alliés. Car, tandis que l'illustre publiciste s'attaquait à des odeurs qu'il n'aimait pas, elles pouvaient être trouvées tolérables par bien des gens et avoir la sympathie de beaucoup d'autres. Il n'en est pas de même des miasmes de Paris ; tout le monde souhaite leur destruction.

Paris, cette gloire de la civilisation moderne, est-il dans des conditions suffisantes d'hygiène ? Je n'hésite pas à répondre non, et j'espère qu'après l'avoir démontré, je pourrai indiquer les moyens d'y remédier.

Je ne commettrai pas, toutefois, l'injustice de passer sous silence ce qui a été fait dans ces derniers temps. Le Paris actuel diffère trop du Paris ancien, pour que je n'admire pas, sauf réserves, la transformation qu'il a subie, et, comme hygiéniste, j'ai parfois éprouvé une certaine émotion, en contemplant les travaux gi-

gantesques qui ont été accomplis depuis vingt-cinq ans.

J'ai sincèrement applaudi, sans me préoccuper de questions financières pour lesquelles je n'étais pas compétent et j'ai cependant été heureux de les voir généralement se résoudre à la satisfaction de tous les intéressés.

Enfin, je l'avoue, je suis fier de mon Paris, de notre Paris à tous, qui témoignera, dans les siècles à venir, en faveur de notre grande époque. Certes, les générations qui suivront pourront aussi faire de leur mieux ; le progrès incessant de la science et de l'industrie leur fournira des moyens d'exécution qui ne sont pas même soupçonnés aujourd'hui ; mais elles ne diront pas que nous étions inactifs.

Lorsqu'on parcourt les vieux quartiers, et ce qu'il en reste est encore malheureusement très considérable, n'est-on pas frappé des pitoyables conditions d'hygiène danslesquelles vivent leurs habitants ? Des rues étroites, sans trottoirs, où l'air n'est pas renouvelé, et où le soleil pénètre à peine ; des ruisseaux méphitiques, où croupissent les eaux ménagères, un pavage défectueux dont les joints inégaux et fangeux laissent constamment échapper des émanations fétides, un ensemble repoussant qui engage l'habitant des quartiers plus salubres, fourvoyé par hasard, à retenir sa respiration et à s'esquiver au plus vite.

Si l'on pénètre dans les maisons, on ne tarde pas à constater qu'elles sont le complément obligé des rues qu'elles forment. Souvent, c'est une allée étroite, humide et sale, qui leur donne accès. Les portes sont basses, les escaliers noirs et tortueux, souillés, de distance en distance, de lieux d'aisance infects et de plombs pour jeter les eaux, plus repoussants encore.

Quant aux appartements, il est à peine nécessaire de signaler leur insalubrité : ce sont des boîtes plus ou moins obscures, où l'air confiné vient engendrer toutes les maladies. Ceux qui naissent, vivent et meurent dans ces sortes de bouges, semblent ne pas se douter que leur sommeil même, au lieu de réparer leurs forces, est l'occasion d'un empoisonnement incessant. Et l'on s'étonne que les populations soient décimées dans les villes ! Et l'on se demande pourquoi la phthisie pulmonaire apporte à la mort un tribut de vingt pour cent habitants !...

Certes, l'aspect des vieilles constructions est souvent pittoresque et je pardonne volontiers au poète rêveur de jeter l'anathème aux démolisseurs ; mais, au lieu de s'attacher à la forme gothique ou d'évoquer les vieux souvenirs, tout homme de cœur qui sondera l'intérieur des masures dont je parle ici, sera navré de voir le teint blafard de ceux qui les habitent.

Détournons notre vue de tous les affreux cloaques du vieux Paris, et jetons un rapide coup d'œil sur la grande ville rebâtie ; nous serons bientôt consolés, car ce qui a été fait depuis vingt-cinq ans est réellement merveilleux.

Il n'y avait à Paris, avant 1852, que quelques rues larges et suffisamment aérées : les boulevards, la rue de la Paix, une partie de la rue de Rivoli actuelle, la rue Royale et très peu d'autres. Depuis cette époque, la ville est sillonnée par des voies spacieuses, bien nivelées, bordées, pour la plupart, de belles constructions en pierre de taille, et la réunion de ces avenues présente une longueur d'environ 150 kilomètres.

Citons, au hasard, ces admirables boulevards de Sébastopol, Arago, Saint-Germain, Saint-Michel, Malesherbes, Magenta, Voltaire, Haussmann, Saint-Marcel, du Port-Royal, de Latour - Maubourg, les rues Lafayette, Auber, Scribe, de Turbigo, de Rome ; les avenues du Bois de Boulogne, de Châteaudun, de Maubeuge, etc. ; Hoche, Marceau, Kléber, de Wagram, de l'Alma, d'Iéna, de Friedland, Daumesnil, Rapp, Duquesne, Bosquet, des Gobelins, etc.

En plus des quatre jardins publics qui existaient jadis, c'est-à-dire ceux des Tuileries, du Luxembourg, du Jardin-des-Plantes et du Palais-Royal, de nombreux et élégants squares ont été établis dans les divers arrondissements ; tels sont ceux du Temple, de la Tour-Saint-Jacques, des Arts-et-Métiers, des Innocents, Louvois, Montholon, Sainte-Clodilde, La Chapelle, Batignolles, Grenelle, Montrouge, etc.

Les Champs-Elysées ont été transformés en parcs anglais.

Les Bois de Boulogne et de Vincennes ont été métamorphosés, et des lacs immenses y ont été creusés. Le parc Monceau a offert au public la jouissance de ses pelouses et de ses ombrages. Les parcs des buttes Chaumont et de Montsouris sont venus apporter aux habitants des quartiers voisins un délassement aussi agréable qu'hygiénique.

L'agrandissement et la restauration de la plupart des monuments publics, le dégagement de leurs abords n'ont pas seulement embelli la ville, ils l'ont considérablement assainie. On doit donc s'applaudir d'avoir vu s'exécuter tous ces immenses travaux qui ont embrassé l'Hôtel-de-Ville, la tour Saint-Jacques-la-Boucherie, le palais de Cluny, le Luxembourg, la Sorbonne, le Théâtre-Français, le Palais-de-Justice, le Tribunal de commerce, la Préfecture de police, les Archives de l'Empire, Notre-Dame de Paris, Saint-Vincent-de-Paul, Saint-Etienne-du-Mont, Saint-Germain-l'Auxerrois, Saint-Leu, Saint-Laurent, Saint-Gervais, Saint-Germain-des-Prés, Saint-Nicolas-des-Champs, etc., etc.

Le Grand-Opéra, ce splendide monument que tous les peuples nous envient et que tous veulent visiter, a été une occasion favorable pour ouvrir de nouvelles voies et faire d'importants dégagements. L'église de la Trinité, si coquette, celle de Saint-Augustin, ont contribué au même résultat. Enfin, l'achèvement du Louvre et sa jonction aux Tuileries, œuvre grandiose, a fait disparaître des rues sales et tortueuses, aujourd'hui remplacées par des squares, aussi gracieux à la vue qu'ils sont utiles à l'hygiène publique.

Je ne puis que signaler ici les mairies, écoles, salles d'asile et autres édifices municipaux, dont le chiffre s'élève à environ deux cent cinquante et qui ont été construits depuis vingt ans. Les hospices qui ont été créés, l'Hôtel-Dieu qui s'est élevé comme un immense palais où la souffrance et la misère sont sûres de trouver asile et protection ; une douzaine de ponts, dont plusieurs ont été entièrement reconstruits, et les autres édifiés dans un style aussi imposant qu'artistique. Puis le marché des Innocents, le marché du Temple et plusieurs autres encore, transformés en palais de cristal où marchands et acheteurs peuvent circuler à leur aise, sans respirer l'air vicié qui faisait jadis des marchés publics autant de foyers d'infection.

Je m'arrête dans cette description, à vol d'oiseau, des travaux de Paris : elle est à coup sûr très incomplète, mais elle m'éloignerait trop du but que je me propose si je la poursuivais. J'ai eu, j'en conviens, un double plaisir à la faire parce que j'aime à rendre justice aux œuvres que j'admire, et aussi parce que je suis maintenant plus à l'aise pour exercer mon droit de critique.

Toutefois, ce mot de *critique*, je ne veux pas l'appliquer aux détails. Je sais que toute création de haute valeur a ses détracteurs ; que toute œuvre nouvelle, sortant des sentiers battus, trouve toujours de nombreux opposants: c'est qu'aussi la perfection n'est qu'une chose idéale, et il est certainement impossible que le Paris nouveau soit parfait.

Ainsi ces belles maisons, bien alignées, quoique ayant leur prise d'air sur de larges voies, recevant la bienfaisante influence du vent qui chasse les miasmes, n'ont généralement que des cours restreintes ; le prix des terrains ne permet pas d'agir autrement.

C'est encore pour tirer du terrain tout le parti possible que l'on a multiplié les sous-sols, espèces de caves qui ne reçoivent l'air que par des soupiraux étroits et insuffisants. Des cuisines, des ateliers, des salles à manger même, font partie des sous-sols, et l'air confiné qu'on y respire est loin d'être salubre.

L'emploi du fer, substitué à celui du bois, particulièrement pour former les planchers, n'est pas non plus sans inconvénients. Sans compter le désagrément que chacun éprouve à être entendu du voisin et à percevoir le plus petit bruit qui se trouve produit au-dessus ou au-dessous, il est évident que dans un temps donné l'on aura à compter avec la durée du fer.

Quand on craint que le bois soit altéré, on le sonde, et s'il est à peu près hors de service on le remplace. Mais qui dira à nos descendants que le fer est usé et prêt à se rompre? On sait d'ailleurs que le fer, sous l'influence des vibrations, peut éprouver un certain état cristallin, une sorte de transformation moléculaire qui provoque sa rupture. On admet, scientifiquement, que le roulement des voitures, près des habitations, suffit à déterminer ce changement, de sorte que beaucoup de planchers modernes pourraient bien n'avoir qu'une durée assez restreinte. Un maître de forges, doué d'une haute intelligence et ayant reçu une éducation distinguée, me disait dernièrement : « Je suis maître de forges, mais cela ne m'empêchera pas, lorsque je ferai construire une maison, de faire faire des planchers en bois. »

Il serait cependant presque impossible de revenir à l'emploi du bois, car les planchers trop épais supprimeraient alors plus d'un étage par maison, ce qu'il est hors de raison d'admettre avec le prix des terrains et les frais de construction actuels.

De ce qui précède, on doit conclure que tout n'est pas pour le mieux dans le meilleur des mondes possibles, et que, dans le cas présent, il est certaines choses qu'on est bien forcé d'accepter malgré leurs imperfections.

J'arrive à un autre ordre de faits qui n'est pas moins intéressant, et pour lequel je sollicite toute l'attention du lecteur : je veux parler des travaux souterrains, à coup sûr plus merveilleux que ceux qui ont été élevés sur le sol.

Pour le vulgaire, ces travaux ne révèlent leur présence que par les embarras qu'occasionnent leur extension, leurs remaniements, leurs réparations. En effet, la circulation est parfois interrompue ; des rues sont barrées, le public se plaint, s'irrite et ne songe pas à tous les précieux résultats que l'hygiène retire de ces voies cachées à tous les regards. Cependant, les égouts ont même excité la verve des poètes ; il s'est trouvé bon nombre de personnes pour admirer la main qui a exécuté et l'intelligence qui a ordonné. Ce n'était que justice, car rien n'est, en effet, plus admirable que ce réseau de conduits, de canaux, d'aqueducs dont il a fallu étudier les pentes, la solidité, les dimensions, etc., etc.

Quant aux services rendus par ces immenses

artères, ils sont incalculables et un raisonnement bien simple peut en donner une idée.

Supposons que deux millions d'hommes sont parqués en plein champ pendant quinze jours seulement, et que les eaux ménagères, les résidus de toute nature sont abandonnés sur le sol : il est évident que la peste ou le typhus ne peuvent tarder à se montrer et à multiplier leurs victimes. Encore fais-je abstraction de tous les animaux domestiques, du travail des usines et de mille autres causes d'insalubrité qui sont entassées dans les grandes villes et qu'il serait trop long d'énumérer.

Au moyen des travaux souterrains, la plupart des inconvénients disparaissent; les hommes peuvent s'accumuler, non pas impunément, ce serait trop dire ; mais les causes d'insalubrité s'éliminent au moins en partie.

L'un des plus grands progrès, dans ce sens, c'est certainement, la mesure qui consiste à faire arriver les eaux ménagères de chaque maison dans l'égout de la rue, sans les laisser voyager à l'air libre. La suppression des gargouilles et des ruisseaux fétides à fait faire un pas immense à l'hygiène publique, et la transformation incessante de l'ancien système, gagnant peu à peu toutes les rues de Paris, est l'une des choses les plus remarquables de notre siècle.

Grâce à toutes les mesures sanitaires que j'ai signalées ici, Paris est devenu beaucoup plus sain ; les épidémies sont moins meurtrières et, sans doute, plus rares; si l'air que l'on y respire est encore loin, bien loin, de celui qui vivifie le sang de l'habitant des campagnes, on peut affirmer que la durée moyenne de la vie y est aujourd'hui en progression continue.

Mais hélas ! si les travaux sont splendides, leur but n'est qu'incomplètement atteint, et c'est sur ce point que je souhaite fixer l'opinion.

Les égouts destinés à recevoir et à transporter au loin toutes les eaux putrides ou putrescibles sont à leur tour des foyers d'infection. Ce fait est malheureusement vrai et n'est pas difficile à prouver.

L'eau de pluie, qui contribue à nettoyer les canaux souterrains, est trop peu abondante et beaucoup trop rare dans l'été ; l'eau des bornes-fontaines ne coule pas assez longtemps et en quantité suffisante pour entraîner, jusqu'au fleuve, les résidus qui croupissent dans les égouts,

Il y a quelques années, on s'est ému d'un fait arrivé à la place de la Concorde, qui démontre que des quantités de gaz séjournent au-dessous du sol. Un charbon tombant d'un fourneau, sur lequel on faisait fondre de l'asphalte, glisse dans la bouche de l'égout : une explosion formidable se produit instantanément, soulève une énorme plaque de fonte qui se brise en retombant. Certes on ne peut nier que des gaz inflammables étaient accumulés à l'endroit que j'indique, indépendamment des gaz non respirables, éteignant au contraire les corps en combustion, le gaz carbonique, par exemple, qui pouvaient encore s'y trouver.

Quelle est la personne qui n'a pas souvent détourné la tête près de la bouche d'un égout, tant la vapeur qui s'en échappe est parfois fétide et insupportable?

Mais, si les égouts ne communiquaient pas avec l'air que nous respirons par de larges ouvertures, ce qui est inadmissible, peut-on supposer que les gaz délétères qu'ils contiennent en abondance ne parviendraient pas à s'échapper? En vertu de leur légèreté et de leur force d'expansion, ils trouveraient mille et mille fissures pour arriver jusqu'à nous, ils soulèveraient tous les obstacles et chemineraient dans les interstices du sol.

C'est à cause de ces foyers d'infection, c'est à cause d'eux et par eux qu'à Paris se produisent des maladies qui existent à peine dans les localités parfaitement saines. C'est pour cela que la fièvre typhoïde, l'angine couenneuse la fièvre puerpérale, la pourriture d'hôpital, la petite vérole et beaucoup d'autres maux frappent sans cesse sur ses habitants. Jadis les fièvres intermittentes étaient inconnues ici, et aujourd'hui elles surgissent avec des types aussi nettement accusés que dans les pays qui ont des eaux stagnantes. Trop heureux encore lorsque ces fièvres ne passent pas à l'état pernicieux qui se montre aussi quelquefois.

Enfin, le choléra, puisqu'il faut l'appeler par son nom, puise sans doute dans ces cloaques de nouveaux éléments pour de nouvelles invasions. L'épidémie de 1865 avait disparu depuis six mois, lorsque, au commencement de juillet 1866, à la suite d'un très grand orage pendant lequel la boue des égouts avait été vigoureusement remuée, l'épidémie éclata de nouveau avec violence et ne cesse plus qu'au bout de quatre mois.

Les épidémies cholériques qui ont affligé Paris, à partir de 1832, ont été de moins en moins meurtrières, parce que, de l'avis de tous, l'assainissement progressif de la voie publique y a largement contribué ; mais leur fréquence tient sans cesse la population en alarme, et cela mérite bien qu'on s'en occupe.

Quelle que soit l'idée qu'on se fasse de la nature intime du choléra, on s'accorde à penser que le poison qui produit la maladie est de nature animale, pouvant se reproduire et se régénérer, sans que sa force en soit diminuée, quelles que soient les contrées qu'il parcourt ou le temps pendant lequel il reste, pour ainsi dire, dans une sorte de sommeil, c'est-à-dire sans manifester sa présence. En effet, à des distances considérables de temps et d'espace, les symptômes sont les mêmes, la maladie est aussi violente et la mortalité dans la même proportion, celle de 50 0/0. Il ne peut y avoir qu'un poison animal qui possède tous ces tristes privilèges.

Maintenant, quel que soit le véhicule du poison, que ce soit l'air qui le transporte, l'eau qui le récèle ou la terre qui le garde, il est parfaitement prouvé que les déjections des cholériques, les détritus venant de leur contact, sont souvent l'origine de nouveaux foyers épidémiques. C'est précisément dans la fange des égouts que ces germes redoutables sont destinés à séjourner plus ou moins longtemps, et quand ils ne sont pas *quotidiennement* entraînés, ils peuvent tout à coup manifester leur présence lorsque les matières vaseuses sont remuées par un orage, ainsi que cela est arrivé au mois de juillet 1866.

Dans ce cas, ce ne sont pas les quartiers en apparence les plus insalubres qui sont d'abord frappés, mais ceux qui sont abondamment pourvus de ces travaux souterrains que j'ai d'abord admirés ; là où les canaux manquent d'eau, où la circulation vers le fleuve ne se fait que lentement et très imparfaitement ; c'est, en effet, ce qui s'est produit lors de la dernière épidémie.

J'écrivais, il y a treize ans, en 1867, les lignes suivantes :

« En envisageant le passé on ne peut être rassuré sur l'avenir. Dans cette belle cité qui va toujours s'accroissant, dans cette immense ville que toute la terre nous envie, de grandes calamités sont sans cesse suspendues sur la tête des habitants. J'affirme que si l'on n'a pas recours à un moyen héroïque pour améliorer la salubrité, des épidémies formidables surgiront au moment où elles seront le moins attendues. Le choléra, la peste, le typhus pourront bien décimer une population dont la panique deviendra alors tellement grande que les conséquences en sont incalculables. Mais la cause du mal étant connue, le remède est beaucoup plus facile à trouver. Les conditions actuelles dans lesquelles fonctionnent les égouts doivent être modifiées le plus vite possible, et cette amélioration hygiénique est indispensable au salut public. »

À cette époque il n'était pas question des odeurs de Paris qui causent aujourd'hui un si grand émoi ; cependant le danger n'était pas moins réel, il a fallu que l'air soit véritablement infecté pour que cette haute question d'hygiène publique vînt enfin à l'ordre du jour.

Je sais bien que l'on a produit une théorie spécieuse du miasme qui peut aisément donner le change : on a différencié le miasme de l'odeur. On a dit que si les odeurs sont répugnantes, rien ne prouve qu'elles soient miasmatiques ; que les véritables miasmes, ceux qui proviennent de toute une catégorie d'organismes vivants : *microbes* des *cryptogames*, *bactéries* et *vibrions*, dont plusieurs même sont mortels, n'ont pas d'odeur; que l'eau seule leur sert de véhicule et les transporte. On a dit aussi que les dégagements d'hydrogène sulfuré ou d'hydrogène phosphoré et d'hydrosulfate d'ammoniaque, les émanations du gaz de l'éclairage, enfin toutes les odeurs nauséabondes ne pouvaient produire le miasme et n'avaient aucune action sur la santé publique. Cependant, à qui pourra-t-on persuader que toutes ces odeurs ne sont pas malsaines ? On avoue bien que ces gaz sont irrespirables, que leur concentration est dangereuse, et l'on voudrait admettre que lorsqu'ils sont abondants, mais dilués par l'air athmosphérique, ils n'ont aucune importance.

Cette distinction est plus subtile qu'exacte : les miasmes et les mauvaises odeurs ne peuvent pas toujours être deux choses séparées ; elles sont trop souvent une seule et même chose et le public ne s'y est pas trompé. Tout le monde sait, par exemple, que les gaz engendrés par la putréfaction sont aussi dangereux qu'ils sont désagréables ; les faire disparaître le plus rapidement possible est une prescription élémentaire de l'hygiène publique.

Les craintes que j'exprimais, il y a treize ans, étaient aussi légitimes qu'elles le sont aujourd'hui. Je n'ai cessé depuis de signaler les dangers permanents des miasmes de Paris, et ce n'est qu'en 1880, seulement, que ces miasmes, dont l'odeur est devenue très intense, ont enfin attiré l'attention générale. A peine les premières chaleurs avaient commencé que l'air devint insupportable à respirer dans la plus grande partie de la ville ; le soir, principalement, lorsque la température avait été assez élevée pendant la journée, l'air semblait empesté et, bon gré mal gré, en dépit de la chaleur, on était obligé de fermer les fenêtres. L'existence des miasmes ne pouvait alors être niée, et à ceux qui voulaient encore contester leur désagréable présence, on aurait pu rappeler la Vieille et l'Amphore de Phædre: *avido traxit naribus suis;* ils leur aurait suffi d'ouvrir les narines, et il n'auraient pas eu besoin d'aspirer avec avidité pour être convaincus.

Les plaintes éclatèrent de tous côtés; les articles de journaux se multiplièrent; on accusait l'imprévoyance de l'administration, une véritable panique éclata. Un grand nombre de personnes trouvant Paris inhabitable, et, redoutant les dangers de l'infection atmosphérique, s'empressèrent d'émigrer. La population des villes d'eau s'accrut considérablement, on ne trouvait plus une seule station maritime où il fût facile de se loger. Lorsque les Parisiens arrivaient on ne manquait pas de les questionner : « Paris sent-il toujours bien mauvais ? » Voilà la phrase qui accompagnait le premier salut d'usage. Puis on parlait de l'accroissement de la mortalité comparée aux sinistres des années précédentes. L'exagération suivait son train, de sorte que peu de personnes consentaient à visiter la grande ville. Elles craignaient même de la traverser, et il est évident que cette situation a fait un tort immense au commerce parisien.

On s'est nécessairement évertué à rechercher les causes des odeurs de Paris. Le conseil d'hygiène et de salubrité s'est réuni ; préfets, ministres, conseil municipal, ingénieurs, tout le monde s'est mis en branle, et l'on a d'abord accordé une grande influence à la prédominance de certains vents qui apportent, quand ils souf-

flent, les odeurs des usines qui se sont multipliées, depuis quelques années, aux environs de Paris. Les vents du nord et du nord-est apportent, évidemment, les odeurs des centres industriels de Saint-Denis, Pantin, Aubervilliers, Bondy, etc. Cependant les vents du nord et du nord-est, justement accusés, n'ont pas tardé à avoir des complices : on a reconnu que ceux du sud et du sud-ouest apportent aussi leur contingent de parfums délétères, et si les uns et les autres, ceux du nord et ceux du midi, ne sont pas animés d'une certaine vitesse, les miasmes séjournent longtemps sur Paris et se manifestent par leur odeur nauséabonde.

Si l'on ajoute à cela les gaz provenant des tuyaux d'aération d'environ quatre-vingt mille fosses d'aisances, voilà certainement des causes qui méritent d'exciter la préoccupation publique. Mais ces tuyaux provenant de l'agglomération d'une si grande population n'existent pas d'aujourd'hui ; les usines des centres industriels environnants ne sont pas tellement nombreuses qu'elles aient pu, tout à coup, empester la ville tout entière. On a pensé, naturellement, aux égouts, et en présence des grands travaux de réfection d'anciennes galeries ou de construction de nouveaux égouts, entrepris cette année en assez grand nombre, dans plusieurs quartiers de Paris, on s'est inquiété de leur influence sur l'état atmosphérique.

Cependant, en étudiant les faits, on n'a pas tardé à reconnaître que des précautions suffisantes avaient été prises. Les travaux n'ont eu lieu que sur des points relativement restreints, ne mettant à découvert qu'un faible trajet des galeries odorantes dans lesquelles on projetait des liquides désinfectants. Le travail était mené avec une grande activité, et les sections ouvertes étaient rapidement recouvertes avant d'en attaquer de nouvelles.

Quant aux quantités énormes de terre remuées et répandant toujours quelques odeurs, elles ne pouvaient avoir d'autres inconvénients que ceux qui sont inhérents aux travaux de terrassement, au creusement des canaux, à la préparation des fondations des grands bâtiments. On sait que les terres remuées produisent, principalement, des fièvres intermittentes et que les miasmes qui s'en dégagent n'ont même pas besoin d'être odorants pour faire naître ces sortes de fièvres, qui n'ont pas manifesté leur présence pendant ces nombreux travaux. Les établissements hospitaliers de Paris, où les fièvres d'accès sont toujours excessivement rares, comparativement à certains hôpitaux de province, n'ont pas reçu plus de malades de cette catégorie que pendant les années précédentes.

Après avoir fait toutes les recherches possibles, après avoir étudié consciencieusement la question sous toutes ses faces, le Conseil d'hygiène et de salubrité est arrivé à conclure que le mal dont on se plaint provient du fonctionnement incomplet des égouts ; surtout depuis que ces égouts sont devenus, grâce au système actuellement en usage, de véritables *fosses mobiles* transportant un 15ᵉ des matières fécales de la cité parisienne. C'est donc aux égouts qu'il faut s'en prendre, c'est là qu'est le mal ; c'est là qu'il faut chercher le remède.

L'opinion de la très grande majorité du conseil d'hygiène et de salubrité ne peut laisser subsister aucun doute à cet égard. Les dépotoirs de Bondy, d'Arcueil, de Nanterre apportent, à l'aide de certains vents, des odeurs pernicieuses ; mais c'est surtout à Genevilliers et dans les égouts qu'il faut rechercher le véritable foyer d'infection. La théorie de *tout à l'égout* est fort simple, mais on voit ce qu'elle produit déjà et l'on pressent les grands malheurs qu'elle est appelée à faire naître si les choses restent dans l'état actuel.

Les causes de la putridité exceptionnelle des égouts sont, d'après le Conseil, de deux sortes.

En moyenne, en temps ordinaire, le cube d'eau charriée par les collecteurs est le 250 à 260,000 mètres cubes par jour. Cet été, pendant les grandes chaleurs, cette moyenne a été sensiblement diminuée, de telle sorte que les matières organiques et azotées dont les eaux d'égout sont chargées ne se sont plus écoulées avec la même facilité et que, par leur caractère essentiellement putrescible, elles ont produit une quantité de gaz délétères qui se sont échappés par les bouches d'égout, portant avec eux les germes de maladies épidémiques.

La seconde cause est le système adopté par le conseil municipal, qui rend obligatoire, dans un délai de trois ans, le déversement à l'égout de toutes les déjections fécales, système dont l'application a commencé et dont nous subissons déjà les effets.

Les égouts transformés en fosses mobiles, devenus le déversoir obligé de tous les cabinets d'aisances, recevant des matières organiques azotées, forment des dépôts d'un caractère essentiellement fermentiscible que la pénurie d'eau ne permet pas d'entraîner et produisent les gaz miasmatiques qui se répandent dans l'air, submergent Paris d'émanations putrides et dangereuses pour la santé publique.

Le conseil d'hygiène et de salubrité n'a pas été seul à attribuer aux égouts, les odeurs pestilentielles qui ont envahi Paris. De nombreux articles, écrits dans ce sens, ont été publiés par la presse. Un ingénieur, dont je regrette de ne pouvoir citer le nom, a fait dans la *Revue des Travaux publics* un travail remarquable sur ce sujet. Voici comment il s'exprime :

« Bien peu s'en prennent aux égouts ; ceux-là sont cependant les seuls qui aient raison.

Pourquoi s'en prendre à Bondy, à Arcueil, à Nanterre et oublier Genevilliers et les égouts de Paris qui alimentent ce foyer d'infection ?

Pourquoi oublier que, grâce à la *Tinette filtrante*, les égouts de Paris sont devenus des *fosses mobiles* transportant un 15ᵉ des matières fécales de la grande cité ?

Il est vrai que ces matières sont *pulvérisées* par le tamisage et le lavage de la *Tinette filtrante*, ce qui les rend impalpables, converties qu'elles sont à l'état de limon.

Et bientôt ce ne sera plus une fraction des matières fécales parisiennes qui seront transportées par l'égout, ce sera l'ensemble de toutes les déjections !

Tout cela sera porté à Saint-Germain, dans la plaine d'Achères, à l'ouest de Paris, et les vents d'ouest des vents de pluie, ordinairement si lourds, distribueront à la capitale de la puanteur à nos voisins...

Paris sera inhabitable !...

Voilà le résultat de la théorie de *tout à l'égout*. »

Enfin une preuve terrible de l'insalubrité des égouts est venue récemment terrifier la population du quartier Rochechouart.

Le lundi 27 septembre 1880 on lisait, dans les journaux du matin :

« *La Catastrophe du boulevard Rochechouart.*

— Un effroyable accident s'est produit hier matin, entre quatre heures et demie et cinq heures moins le quart, dans une galerie d'égout du boulevard Rochechouart, en face de la rue de Clignancourt.

La veille, à dix heures du soir, une équipe

d'ouvriers auxiliaires des égouts, sous la direction d'un chef-ouvrier, commençait le curage de diverses galeries.

Il y avait peu de chose à faire dans la galerie de la rue de Clignancourt: le gros de la besogne se trouvait dans celle du boulevard Rochechouart, où était accumulé le sable.

Toute la nuit, le travail s'effectua sans qu'aucun des ouvriers ressentît la moindre incommodité et, seau à seau, un dépôt considérable de sable extrait de l'égout fut formé sur la chaussée du boulevard, en face du n° 36. Cinq hommes étaient dans les galeries, deux autres montaient les seaux.

A quatre heures et demie, le surveillant Galmiche, qui se tenait à l'orifice de la trappe, entendait ses hommes causer joyeusement.

Quelques minutes plus tard, Galmiche constata avec surprise qu'un silence complet s'était subitement fait dans la galerie. Il fait l'appel usité: trois coups frappés avec une tige de fer sur le tampon d'égout; il ne reçut aucune réponse.

Inquiet, Galmiche envoya chercher les pompiers de la rue Rochechouart, et l'un de ces derniers, le caporal Forest, descendit aussitôt dans l'égout.

Quelques minutes après, le brave militaire remontait dans ses bras un des égoutiers, Louis Prot, jeune homme de dix-sept ans, dont l'asphyxie était presque complète.

Justement sa mère se trouvait là. On juge de son épouvante et de sa douleur !

Le jeune homme évanoui fut emporté.

Pendant que les premiers soins étaient donnés à Prot, le caporal Forest et Galmiche redescendaient dans les galeries. Dans l'une d'elles les corps de quatre hommes étaient étendus, inanimés, à une faible distance les uns des autres. L'un d'eux avait la tête à moitié plongée dans l'eau.

Les émanations délétères étaient telles dans cette galerie, qu'il fallait avant tout l'aérer, et que ce fut seulement à sept heures du matin que le dernier cadavre put être remonté. »

Voici ce qui était arrivé :

En un point de la rue Clignancourt, une opération de vidange venait de se faire, et il paraît qu'à quatre heures et demie du matin, c'est-à-dire à l'heure précise où le surveillant Galmiche entendait encore les propos joyeux de ses ouvriers occupés dans la galerie, une tonne presque entière de vidange était versée dans l'égout.

Osera-t-on écrire maintenant que le personnel attaché aux égouts ne souffre aucun malaise de son désagréable travail ; qu'il se porte généralement bien et que les exhalaisons pestilentielles n'ont aucune influence sur son état de santé ou de maladie. Qui nous dit qu'une foule d'indispositions de ces travailleurs ne trouvent pas leur origine dans les miasmes qui saturent l'air des égouts ?

En signalant, il y a quelques années, dans un travail spécial, le danger permanent que fait courir à la population parisienne l'emploi des tuyaux de plomb, pour la distribution des eaux dans les habitations, je n'ai pas prétendu que les eaux potables amenées par ces tuyaux étaient une cause immédiate d'empoisonnement complet, mais j'ai affirmé et j'ai prouvé qu'une foule d'indispositions et de maladies n'avaient pas d'autre origine. *Empoisonnement des eaux potables par le plomb*. Broch. in 8°. Dentu, Paris, 1870.)

Une pétition qui résumait ce travail fut envoyée au Conseil municipal : elle était revêtue de 905 signatures émanant des médecins de Paris, dont un grand nombre haut placés dans la science, membres de l'Institut, professeurs de la Faculté de médecine, membres du Conseil d'hygiène et de salubrité, médecins des grands hôpitaux, membres de l'Académie de médecine, etc. Cette pétition, qui signalait un danger réel, ces 905 signatures restèrent sans réponse ; elles reposent en paix dans les archives du conseil municipal de Paris.

En sera-t-il de même de toutes les réclamations qui pullulent aujourd'hui à propos des o leurs de Paris ? Espérons que cela est réellement impossible.

Vous en parlez bien à votre aise, s'écriera-t-on: il ne suffit pas, en admettant que vous soyez complètement dans le vrai, de dire qu'il faut un remède au mal et un remède radical ; il n'est pas moins important de l'indiquer et il faut surtout qu'il soit pratique.

Fort heureusement, ce remède n'est pas introuvable et je soupçonne, même, qu'après avoir lu ce qui précède, on l'a déjà deviné. De l'eau, de l'eau, puis encore de l'eau, de l'eau courante dans les égouts, qui ne contiennent actuellement que de l'eau infecte et croupie, voilà ce qu'il faut pour assainir la grande ville.

Par ce moyen, les immondices en putréfaction, les germes pestilentiels, les détritus des typhoïdes, des cholériques. etc., seront incessamment balayés, et l'air, renouvelé par les grands percements, aura alors toute sa pureté.

Dans la situation actuelle, et malgré l'appoint des eaux de la Dhuys et de la Vanne, Paris est loin d'avoir la quantité normale d'eau qui lui est necessaire et se trouve dans une condition inférieure à celle de beaucoup d'autres villes, telles, par exemple, que Besançon et Lyon. Tandis que ces deux dernières villes disposent de 300 litres d'eau par jour et par habitant, que Lyon va même porter ce volume à 400 litres, Paris ne possède quotidiennement, au maximum, que 370,000 mètres cubes d'eau, parfois ramenés à 300.000 ; soit pour une population de 2 millions d'habitants, moins de 200 litres seulement par jour et par personne.

Malheureusement, ce volume de 370.000 mètres cubes d'eau n'est pas constant. Pendant l'été, le débit des sources de la Dhuys et de la Vanne, celui du canal de l'Ourcq diminuent notablement. Les machines hydrauliques de St-Maur, les aqueducs ont besoin de réparations ; le volume d'eau diminue d'un quart ou même d'un tiers ; il faut quelquefois cesser l'arrosage de la voie publique, les égouts et les caniveaux sont presque à sec.

C'est pour cela que, malgré des dépenses excessives en perspective, l'administration de la Cité cherche depuis longtemps le moyen de remédier à cet état de choses. Deux ou trois ans avant la guerre, M. Belgrand, un ingénieur et un savant, s'était chargé de présenter au Conseil municipal et lui faisait voter un projet consistant à dériver 10 mètres cubes par seconde des eaux de la Loire, pour amener à Paris, après avoir arrosé la Beauce, 500,000 mètres cubes d'eau par vingt-quatre heures.

Toutes les dépenses devaient être faites par la Compagnie qui sollicitait la concession et l'exécution des travaux, moyennant l'engagement, par la ville de Paris, de payer, pendant cinquante ans, une annuité de 3,500,000 francs, représentant le prix de 2 centimes par mètre cube d'eau livré.

Ce projet rencontra une grande opposition parmi les riverains de la Loire ; l'enlèvement de 10 mètres cubes d'eau, par seconde, dans un fleuve qui en débite 27 seulement au moment de l'étiage, leur paraissait monstrueux. Enfin la réalisation ne put avoir lieu parce que les études définitives n'ont été terminées qu'au mois de mai 1870, quelques semaines avant la guerre.

Ces faits ont été rappelés par M. Alphand, l'éminent directeur des travaux de Paris, dans la séance du 1ᵉʳ octobre 1880 du Conseil d'hygiène et de salubrité du département de la Seine. M. Alphand ajoutait que, depuis, un nouveau projet, ayant le même but, en ce qui regarde Paris, a été présenté à l'Administration. Une Société comprenant des financiers considérables, appuyée par des sénateurs et des députés des départements intéressés, s'est constituée en vue de prendre 12 mètres cubes d'eau dans la Loire, au-dessus de Cosne, et de faire alors un canal de navigation et d'alimentation.

Ce canal se bifurquerait au-dessus d'Orléans, une branche formerait jusqu'à Angers un canal latéral à la Loire, ce qui donnerait satisfaction aux riverains de ce fleuve. L'autre traverserait la Beauce, et elle amènerait, 500,000 mètres cubes d'eau à Paris en vingt-quatre heures, à la cote de 80 mètres au-dessus du niveau de la mer, cote suffisante pour permettre une distribution dans Paris.

Une commission du Conseil municipal a examiné cette importante affaire, et, sur le rapport de M. Seck, le Conseil municipal a émis un vote favorable dans sa séance du 16 octobre 1880.

Seulement, la Compagnie demanderesse a réduit le chiffre de l'annuité de la Ville à 2,000,000 par an, pendant 50 ans et s'est engagée à terminer le travail d'adduction de l'eau à Paris dans le délai de quatre ans.

Si un pareil projet se réalisait, la question du lavage des égouts et, par suite, celle de l'assainissement de Paris serait grandement simplifiée. Toutes les dissertations sur la vidange, qui ont émaillé les feuilles périodiques, pendant plusieurs mois, n'auraient plus de raison d'être. On ne s'occuperait plus des quatre vingt mille fosses fixes et de leurs quatre vingt mille tuyaux d'évent, des dépotoirs qu'elles nécessitent et des fabriques d'ammoniaque qui en sont la conséquence. On ne ferait plus de conférences sur le système diviseur et sur les tinettes plus ou moins filtrantes ; on ne lirait plus d'articles de journaux, ayant pour titre : *Toujours la vidange.* On ne s'occuperait plus des 15,325 tuyaux de chute des liquides des cabinets d'aisances à l'égout dont Paris est en possession ; la théorie de *tout à l'égout* répondrait à tout. Les foyers d'infection disparaîtraient comme par enchantement.

Paris ne ferait d'ailleurs qu'imiter ce qui se passe à Londres, et à Bruxelles où, depuis longues années, les fosses fixes ont été supprimées. Ces fosses que Raspail signalait comme un fait de sauvagerie dans notre civilisation, et qu'il comparait à un vase rempli de déjections, qu'il vous plaisait de conserver dans votre chambre à coucher.

Quand on songe que Londres, avec ses 3,664,000 habitants, a pu résoudre un pareil problème, on s'étonne que Paris soit resté en arrière et l'on comprend ensuite que beaucoup d'autres villes importantes telles que Lille, Amiens, Abbeville, le Havre, Marseille, Nice, Toulon se trouvent encore, à ce point de vue, dans des conditions hygiéniques déplorables.

Cependant, que faut-il, de l'aveu même du Conseil d'hygiène et de salubrité, pour que tout foyer d'infection disparaisse ? De l'eau à la disposition des habitants, beaucoup d'eau; de l'eau en quantité considérable augmentant de volume à mesure que la population s'accroîtra.

Mais il faut plusieurs années pour construire le canal de la Loire: aussi le public avait-il accueilli avec une grande satisfaction la combinaison adoptée par le Conseil municipal au mois de juillet dernier, celle de la construction de quatorze nouvelles machines élévatoires de 450 chevaux chacune, puisant dans la Seine 150,000 mètres cubes d'eau par jour, qui, ajoutés aux 370,000, dont on dispose aujourd'hui, donneront 520,000 mètres cubes environ.

Il ne faut pas s'arrêter en si beau chemin : les ingénieurs habiles ne manquent pas, et si la France ne possède pas de fleuves comme l'Amazone et le Paraguay, pas même comme le Danube, elle est cependant assez bien partagée pour que ses cours d'eau, parfois gênants, suffisent a de précieux travaux hydrologiques. Que les savants se mettent à l'œuvre; qu'ils recherchent, dans la vallée de la Seine et dans les vallées voisines, de nouvelles sources pour les amener à Paris.

Il ne faudrait peut-être pas aller bien loin pour trouver un appoint d'une certaine importance. Lors de la construction de l'Opéra, le sympathique Charles Garnier ne pouvant épuiser une rivière souterraine qui mettait obstacle à ses travaux, a dû faire une large cuvette en béton pour y asseoir les fondations de l'édifice.

Au moment où j'écris ces lignes M. Frantz

Jourdain, l'habile architecte, construisant une imprimerie rue Cadet, est tellement gêné par l'abondance de l'eau, provenant probablement de la même rivière qui passe sous l'Opéra, qu'une équipe considérable travaille jour et nuit à un difficile épuisement.

Une responsabilité des plus graves pèse sur l'Administration et lui dicte son devoir ; les égouts de Paris doivent être transformés en rivières souterraines, et les bornes-fontaines ne doivent plus couler pendant quelques heures seulement.

Il faut des fontaines monumentales, un volume d'eau considérable pour laver les ruisseaux, assainir les égouts, purifier l'air.

Il faut que l'eau soit abondante dans toutes les habitations, surtout dans les plus pauvres. Je demanderais volontiers que l'usage de l'eau ainsi compris, fût *obligatoire*.

La petite ville de Tarbes présente, sous ce rapport, un intéressant spécimen que je ne puis omettre de citer. A Tarbes, on a eu l'heureuse idée de faire passer par la ville les canaux d'irrigation de la vallée de l'Adour, et ses ruisseaux boueux se sont trouvés changés en rigoles où l'eau claire coule avec abondance.

Mais la dépense, dira-t-on, vous n'y songez pas ? Je réponds d'avance par une question bien simple : Indiquez-moi une dépense plus urgente et pour laquelle l'argent serait mieux employé ?

L'abondance de l'eau potable est d'ailleurs très productive, lorsqu'on sait bien l'appliquer aux besoins de l'hygiène. Et lorsque ces besoins seront mieux compris on voudra que chaque maison, chaque étage soient abondamment pourvus d'eau ; on songera à multiplier les lavoirs publics, à créer de tous côtés des bains accessibles aux plus petites bourses. Les établissements balnéaires ne seront plus alors en proportion dérisoire.

La ville de Paris qui possède, sans doute, plus d'eau qu'elle n'en vend aujourd'hui, pour les usages domestiques, ne se trouvera plus dans le même cas. Aussi quelle immense amélioration l'hygiène privée y puisera-t-elle et que de maladies seront prévenues par une juste application des soins hygiéniques les plus élémentaires ! Conséquences dont on peut entrevoir la haute portée, progression dans l'état physique, intellectuel et moral des habitants.

A Rome, chaque habitant a aujourd'hui pour

son service, 1,060 litres d'eau par jour, et la Rome ancienne était encore plus favorisée, puisqu'elle disposait de 1,800 litres par jour et par habitant, c'est-à-dire dix fois plus d'eau que chacun n'en possède à Paris.

Sait-on ce qu'elle avait dépensé pour acquérir cette abondance d'eau, qui était le premier luxe des grands seigneurs et qui était suffisante pour les besoins du pauvre ?

Neuf aqueducs avaient été construits, et ils n'avaient pas coûté moins de 47,580,000 écus, soit en monnaie actuelle 237,900,000 francs.

Delamare, qui me donne ces chiffres, constate dans son *Traité de police* (tome I, page 547), que les marchés pour usage d'eau produisaient annuellement, à l'édilité romaine, 6,250,000 écus, soit 93,750,000 francs. Voilà certes un beau revenu qui couvrait convenablement les frais de première dépense.

Les Romains, qui ont été nos maîtres en tant de choses, dotaient les pays conquis d'aqueducs et de bains, dont les vestiges suffiraient à attester la civilisation de ce grand peuple. Il est vrai qu'ils tenaient en haute considération toutes les prescriptions de l'hygiène, qu'ils multipliaient l'emploi de l'eau autant que possible, et qu'ils comprenaient bien les avantages de son abondance.

Pour les Parisiens, la situation est solennelle ; il ne s'agit pas seulement d'un plus grand bien-être de chaque jour et d'une longévité qui est toujours bien accueillie. Avec l'état actuel des égouts, l'eau courante est une question de vie ou de mort.

Les conditions dans lesquelles se trouve la canalisation souterraine, les miasmes qui s'en échappent, multiplieront des épidémies meurtrières, des maladies de toute sorte, et la grande ville rebâtie, la cité opulente ne sera plus que nominativement la capitale du monde, car ses rues deviendront désertes, ses palais et ses maisons presque inhabités.

Mais, ne maudissons pas l'avenir ; espérons que l'édilité, chargée de veiller au salut commun, ne faillira pas à la charge qui lui incombe, et qu'elle viendra mettre en pratique ce principe que j'ai posé ailleurs : *L'eau est la vie des grandes cités, son abondance en est le luxe.*

Paris. Imp. E. E. DUPONT, rue Jean-Jacques Rousseau, 41. — 3297.12.89